SITZUNGSBERICHTE DER SÄCHSISCHEN AKADEMIE DER WISSENSCHAFTEN ZU LEIPZIG

Mathematisch-naturwissenschaftliche Klasse
Band 110 · Heft 2

HASSO ESSBACH

ZUM PROBLEM DER TUMOREN IM KINDESALTER

AKADEMIE-VERLAG · BERLIN

1972

SITZUNGSBERICHTE DER SÄCHSISCHEN AKADEMIE DER WISSENSCHAFTEN ZU LEIPZIG

Mathematisch-naturwissenschaftliche Klasse
Band 110 · Heft 2

HASSO ESSBACH

ZUM PROBLEM DER TUMOREN IM KINDESALTER

Mit 11 Abbildungen auf 10 Kunstdrucktafeln und 3 Tabellen

AKADEMIE-VERLAG · BERLIN

1972

Vorgetragen in der Sitzung am 29. März 1971
Manuskript eingeliefert am 29. Juni 1971
Druckfertig erklärt am 7. 6. 1972

Erschienen im Akademie-Verlag GmbH, 108 Berlin, Leipziger Str. 3—4

Lizenznummer: 202·100/577/72
Gesamtherstellung: VEB Druckhaus „Maxim Gorki", 74 Altenburg
Bestellnummer: 2027/110/2·ES 17 C
EDV-Nummer: 761 732 3
6,—
Printed in German Democratic Republic

Wenn man vom Tumorleiden spricht, verbindet sich damit im allgemeinen der Eindruck, daß es sich um lebensbedrohliche und meist lebensbeendende Leiden von älteren Erwachsenen handelt. 20% der Erwachsenen sterben in der Tat an malignen Tumorprozessen. Es überrascht daher vielleicht und ist nicht allgemein bekannt, daß Tumorleiden im Kindesalter an zweiter bis dritter Stelle der Todesursachen stehen.

Die Durchsicht unseres Obduktionsgutes von 11337 Kindersektionen hat 237 Tumoren und davon 147 maligne Prozesse ergeben. Säuglinge und Neugeborene waren daran mit 30,5%, die 2—6jährigen mit 42,6% und die 7—14jährigen mit 26,9% beteiligt. Präzisiert heißt dies, daß etwa 50 maligne Tumoren auf rund 10000 Säuglingsobduktionen entfallen, was einem 5‰-Wert entspricht, und daß etwa 100 Tumoren auf 1000 Kinder zwischen dem 2. und 14. Lebensjahr kommen, so daß also 10% von diesen Tumorträger waren.

Zum Verständnis der zu erörternden Problematik sei kurz das *Wesen* einer bösartigen Geschwulst skizziert. Es handelt sich in allen Fällen um eine zunächst meist lokal begrenzte überschießende *Gewebsneubildung aus Körperzellen und Zellprodukten.* Im Prinzip kann jede Körperzelle als Tumorstammzelle auftreten. Auch können verschiedene Zellen und Gewebe gleichzeitig tumorbildend wirken. Solche Zellwucherungen unterstehen nicht mehr dem Regulativ der kybernetischen Steuerung des Organismus, so daß ein autonomer Wachstumsexzeß vorliegt. Die Geschwulstzellen können Abartigkeiten bezüglich der Struktur und ihrer Leistung aufweisen. Im Prinzip treten aber keine grundsätzlich neuen Zellen auf. Immer handelt es sich um körpereigene Bauelemente, aber mit biologischer Abartigkeit. Über ihre destruktive Wirkung am Standort hinaus brechen sie in Lymphbahnen und Blutgefäße ein, wachsen dort weiter und werden auf diesen Wegen wie Blutzellen verschleppt. Dies führt zu lymphogener und hämatogener Besiedlung anderer Gewebe und Organe, was mit *Metastasenbildung* bezeichnet wird.

Tumoren bestehen aus organischer Substanz und verbrauchen zu ihrem Aufbau Nährstoffe und Körperprodukte, die dem Körper entzogen werden, so daß dieser in eine regressive biologische Situation gerät, die als Kachexie in Erscheinung treten kann.

Während nun für eine Umstimmung einer Körperzelle zur Tumorzelle im allgemeinen pathologische Reizwirkungen, z. B. aktinische Schäden, thermische Wirkungen, Virusbefall und schließlich eine Vielzahl carcinogen wirkender Substanzen verantwortlich scheinen und dies mit der Tumorentstehung bei Erwachsenen in Folge Reizsummationen wahrscheinlich ist, sind solche Faktoren für das Säuglings- und Kindesalter nicht geeignet, die Tumorgenese verständlich zu machen. Für diese Altersklassen scheinen andere Kausalfaktoren wirksam zu werden. Dies geht auch daraus hervor, daß die Tumoren des Kindesalters Gewebsstrukturen zeigen, die bei Geschwülsten der Erwachsenen nicht mehr in dieser Kombination vorkommen und daß andererseits klassische Tumoren des Erwachsenentypus, wie z. B. die banalen Krebse, im frühen Kindesalter noch nicht beobachtet werden.

Die Häufung der Tumorprozesse im frühen Kindesalter hängt vielmehr mit der Tatsache zusammen, daß die Tumoren der ersten Lebensjahre zumeist eine sogenannte *dysontogenetische Wurzel* haben. Diese Tumortypen weisen nämlich Gewebsstrukturen aus der Embryonalentwicklung der Niere, der Leber, des ZNS oder der frühesten Keimdifferenzierung auf. Tumoren solcher Art werden als Nephro-, Hepato-, Neuro- und Teratoblastome bezeichnet.

Zahlreiche Statistiken aus vielen Ländern der Welt versuchen zu beweisen, daß das Tumorleiden im Kindesalter zunimmt. Dieses ist wohl ein Scheinergebnis. Es muß bei solcher Schlußfolgerung nämlich die Tatsache berücksichtigt werden, daß eine effektive *Abnahme der Infektionskrankheiten* durch die moderne Chemotherapie besteht und daß in der Tumordiagnostik in den letzten Jahrzehnten große Fortschritte erzielt worden sind, weshalb sich die Relationen im Kranken- und Obduktionsgut verlagern. So kommt es, daß die malignen Tumoren heute an dritter Stelle der Todesursachen im frühen Kindesalter und an zweiter Stelle im Schulalter stehen, indem Todesfälle an Infektionskrankheiten selten geworden sind.

Die Häufigkeit der malignen Tumorprozesse im Kindesalter weist altersbezogene Gipfelbildung auf.

Die Zahlen im eigenen Untersuchungsgut besagen, daß 80% der Tumoren im Kindesalter in den ersten 6 Lebensjahren vorkommen. Das Kleinkindesalter ist am stärksten betroffen und weist den entscheidenden Gipfel der

Geschwulstprozesse auf. Obduktionsstatistiken sind allerdings in ihrer Aussagekraft nicht ganz verbindlich, da geheilte Tumorprozesse nicht erfaßt werden.

Tatsache ist, daß Tumoren schon angeboren und auch bei Totgeborenen beobachtet werden.

Ein ungefähres Bild der Häufigkeit von Neoplasmen beim Neonatus bringt die Analyse von FRAUMENI. Unter 9619 Kindern mit Neoplasmen im Alter bis zu 5 Jahren waren 130 Patienten, die bis zum 28. Lebenstag verstorben waren. 51 davon waren Neonati und 50% waren bis zum Ende der ersten Woche gestorben. Die bei den Kindern festgestellten Prozesse zeigt Tabelle 1. Die Aufstellung ergibt zugleich das Spektrum der häufigsten Tumorprozesse in diesem Lebensabschnitt.

Tabelle 1

FRAUMENI: 9619 Kinder unter 5 Jahren mit Neoplasmen, 130 davon bis zum 28. Tag verstorben

Tumorprozesse	Bis zum 28. Tag verstorben	davon Neonati
Leukämie	44	10
Neuroblastom	27	13
Hirntumor	7	3
Leberkarzinom	10	4
WILMS-Tumor	9	1
Teratome	9	7
Sarkome	12	7
Varia	12	6
	130	51

Mancherlei andere Publikationen im Schrifttum bringen mehr oder weniger versteckt Beiträge zur Thematik der angeborenen Tumoren. Vor allem wurden *einzelne Tumortypen* auf diese Fragestellung hin untersucht.

Ein beachtlicher Anteil angeborener Tumoren muß *vom Hirnmatrixgewebe* abgeleitet werden. Was derartige Geschwülste des Zentralnervensystems anlangt, so sei zunächst ein kurzer Hinweis auf Nomenklatur und gewebliche Ableitung gestattet. Man pflegt zur Charakterisierung der Hirntumoren die Tumorzellen von den verschiedenen zellulären Grundelementen der Hirnsubstanz abzuleiten, wobei auch die frühembryonalen Differenzierungsformen berücksichtigt werden müssen. Zum Verständnis solcher Beziehungen verweise ich auf das Ableitungsschema, welches die zytogenetischen Differenzierungsmöglichkeiten der neuroektodermalen Stammzellen zu den Bauelementen des ZNS zeigt und zelluläre Beziehungen zu den verschiedenen Differenzierungsformen der Tumoren des Gehirngewebes abzuleiten gestattet (Abb. 1).

Die ektodermale Stammzelle geht zwei unterschiedliche Differenzierungen ein. Die eine führt zur Ganglienzelle über Zwischenstufen, die zweite zur Stütz- und Hüllzelle, die als Glia-, Ependym- oder Nerven-Hüllzelle in Erscheinung tritt. Von allen diesen zellulären Differenzierungsprodukten gibt es die abwegige Variation der Geschwulstzelle, und die Summation solcher Zellgruppen liefert Tumoren unterschiedlicher zellulärer Strukturierung. So führt die undifferenzierte Stammzelle zum Medulloblastom, Sympathikoblastom und Retinoblastom, die differenzierte Stammzelle zum Gangliozytoblastom oder zum Mischtyp, dem Sympathogoniom mit Ganglienzellen. Undifferenzierte Stützzellen liefern das Glioblastom, differenzierte Stützzellen Spongioblastome und Astrozytome, undifferenzierte Stützzellen das Oligodendrogliom, differenzierte Hüllzellen das Ependymom und Papillom, periphere differenzierte Nervenhüllzellen das Schwannom oder Neurinom.

Derartige neuroektodermale Tumoren sind nun bei Neugeborenen und Säuglingen in beachtlicher Anzahl und Variabilität ermittelt worden. Folgende Tabelle, zusammengestellt aus Publikationen von JÄNISCH und SCHREIBER, PEÑA, PESSARD, RASKIND, FRAUMENI, VICH u. Mitarbeitern sowie eigenen Befunden mag einen ungefähren Eindruck davon vermitteln.

Tabelle 2

Neuroektodermale Tumoren beim Säugling

Totgeborene	Neonati	Säuglinge	Zusammen
4	18 38	106	
4	56	106	166

Angeborene Tumortypen: Ependymome, Sympathicoblastome, Medulloblastome, Astrozytome, Spongioblastome, Papillome.

Es ergibt sich aus dieser Übersicht, daß schon bei Neugeborenen 56 Tumoren solcher Art festgestellt wurden, wobei allerdings der Tumortyp nicht genauer angegeben wurde. Soweit ermittelbar, lagen vor allem Ependymome, Neuroblastome, Medulloblastome, Astrozytome, Spongiome und Papillome vor, also Geschwülste, die als neoplastische Produktion von Zellen aus der Reihe der zellulären Differenzierung des Hirngewebes verständlich werden.

Berücksichtigt man allerdings Untersuchungen, die ganz *speziellen Tumortypen* gewidmet sind, so zeigt sich, daß solche Aufstellungen nur relativen Wert besitzen.

Bachmann hat unter 1030 Sympathoblastomen allein *im Säuglingsalter* 356 angetroffen. Davon hält er 141 für sicher pränatal, da diese sich auf Feten, Frühgeborene, Neugeborene und Säuglinge bis zum 14. Lebenstag beziehen. Weitere 126 hält er wahrscheinlich für pränatal entstanden.

Auch Leukämien oder Leukosen — d. h. bösartige Wucherungen von kernhaltigen Blutzellen in blutbildenden oder blutleitenden Organen — kommen im Kindesalter vor. Wie der Tabelle von Fraumeni bereits zu entnehmen war, gibt es *auch eine angeborene Form* dieses Prozesses. Was eben diese Form anlangt, so sind nach eigener Analyse aber etwa nur die Hälfte der bislang publizierten Fälle als sicher konnatal anzuerkennen, da hierbei Erkrankungssymptome wirklich unmittelbar nach der Geburt vorhanden waren. Bei diesen Fällen überwiegen Knaben in doppelter Häufigkeit.

Eine zweite Gruppe von 67 Leukämien, die im ersten Trimenon verstarben, können allenfalls als *konnatale Prozesse mit protrahiertem Verlauf* aufgefaßt werden. Bei diesen Fällen ist ein Überwiegen der Knaben bereits nicht mehr festzustellen. Es handelt sich im wesentlichen um unreifzellige Leukosen und nur in etwa 10% um Lymphadenosen, d. h. Lymphozytenvermehrung. Die Prognose ist infaust.

Um Wiederholungen zu vermeiden, will ich auf die sonstigen angeborenen Tumoren nicht speziell eingehen und auch die Säuglingsperiode nicht im einzelnen abhandeln, da sich eine analoge Problematik bei der Analyse des Kleinkindesalters ergibt.

Für die schon bei Neugeborenen manifesten Geschwülste läßt sich jedenfalls zeigen, daß sie bereits den Prototyp der wichtigsten Tumoren im Kindesalter repräsentieren. Deshalb sind sie bedeutsame Glieder in der Kette der zu behandelnden Problematik.

Bei der Aufschlüsselung der 147 malignen Tumorprozesse aus unserem Untersuchungsgut von 11336 Sektionen ergeben sich folgende Relationen (Tab. 3).

Sonach stehen die *Leukosen an erster* Stelle. Im eigenen Untersuchungsgut ergaben sich zwei Gipfelphasen der Erkrankung, und zwar zwischen 1. und 5. Jahr und um das 8. Lebensjahr. Verhältnis Knaben zu Mädchen insgesamt 2:1. Deutliches Überwiegen der Knaben bis zum 6. Lebensjahr. 70% sind unreifzellige Formen, 15% Myeloblastenleukosen, nur 10% sind lymphatische Leukämien. 5 Leukosen fielen auf das Säuglingsalter (7,2%). Ein Fall konnte als angeborene Leukose aufgefaßt werden. Alle Säuglinge starben nach 2 Monaten. Das Erscheinungsbild des Krankheitsverlaufes

Tabelle 3

Aus 11337 Kindersektionen 147 maligne Tumoren

	%	%
Leukosen	41,5	(30,0–44,7)*
neuroekt. Tu.	32,7	(16,0–39,8)*
Sarkome	15,0	(6,9–15,1)*
Adenosarkome	3,8	(5,1–19,3)*
Teratoblastome	4,7	

* lt. Tabelle aus VICH u. Mitarbeiter

entspricht nicht dem Leukämiephasenverlauf nach BÜNGLER, wonach erst eine Knochenmarkmyelose und Blutmyelose, sodann eine zusätzliche extramedulläre Myelopoese in Leber und Milz, und schließlich eine generelle Neubildung in RES des Organismus auftreten. Vielmehr bot sich eher der Status einer primär diffusen Sarkomatose, häufig mit Hautbeteiligung und Blutungsneigung.

Für die Leukosen im Kindesalter ist eine starke Hepato- und Splenomegalie charakteristisch. Die Milz kann auf das 10fache vergrößert sein. Milzinfarkte kommen nicht vor. Stark und regelmäßig sind abdominale Lymphknoten befallen. Häufig sind heterotope Infiltrate in den Nieren.

Interessant ist, daß klinisch diagnostizierte Leukosen durch massive antibiotische Therapie zu Retikulosen abgewandelt werden können. Der Nachweis von unspezifischen Esterasen gestattet bei Retikulosen die Differentialdiagnose zur Leukose.

Bezüglich der *Hirntumoren* ergibt sich aus größeren Übersichten (PEÑA, RASKIND, LOW, PESSARD, RATH etc.) *folgende Situation.* Relativ häufig sind Hirntumoren schon im Säuglingsalter. PESSARD unterrichtet über 33 Säuglinge und 33 zweijährige Kinder und fand 38% Gliome, 23% Ependymome und 16,5% Medulloblastome. Ein Typ, das Papillom, kam nur bei Säuglingen bis zum 8. Monat vor.

Bei Knaben wurden öfter Plexustumoren, Astrozytome und Medulloblastome gefunden. Der Lage nach waren 57% infratentoriell und 33%

supratentoriell entwickelt. Im ersten Lebenshalbjahr wurden $^3/_4$ der Tumoren supratentoriell angetroffen. Supratentorielle Tumoren waren meist erheblich groß und tief gelagert, daher inoperabel. Infratentorielle Tumoren lagen zu $^2/_3$ im Cerebellum und nur selten im Hirnstamm. Tumortyp: Medulloblastome, Astrozytome, Ependymome (Abb. 2, 3, 4). PEÑA vermerkt 2 Altersgipfel der Hirntumorkrankheit: a) zwischen 4 und 7 Jahren, b) zwischen 9 und 12 Jahren. Die z. T. auch in anderen Arbeiten vermerkte Bevorzugung der infratentoriellen Tumorlage gilt nach ihm nur für die ersten 3 Lebensjahre und ist bedingt durch das häufige Medulloblastom. Berücksichtigt man jedoch nur die reinen nervalen Tumoren, so überwiegen die infratentoriellen die supratentoriellen eindeutig, fast im Verhältnis 2:1. Dies gilt auch für die ersten 7 Jahre. Unter 241 Tumoren waren betroffen: 96× die Hemisphären, 22× der III. Ventrikel, 19× der Hirnstamm, 104× das Kleinhirn. Die häufigsten Tumortypen waren: Astrozytome, Medulloblastome, Kraniopharyngeome und Ependymome.

RATH betont die oft überraschende Größe kindlicher Hirntumoren, die z. T. auf eine unbeachtete Anamnese und zu späte Diagnose zurückzuführen ist.

Zur Heilungschance führt PESSARD aus, daß sie beim Astrozytom $^1/_3$, beim Ependymom $^1/_5$ und bei den malignen Formen nur $^1/_{10}$ beträgt. LOW gibt, bezogen auf 123 Fälle, einen Heilungsdauererfolg mit 18% an. Subtentorielle *umschriebene* Astrozytome können nach BODIAN aber mit 80% Dauerheilung operiert werden.

Das *Neuroblastom* als besonders häufiger Tumor im Kindesalter ist Gegenstand besonderer Bearbeitung im Schrifttum gewesen, wobei besonders BACHMANN sich verdient gemacht hat. Er hat bis 1961 1030 Fälle gesammelt.

Von WILLIG ist 1964 über weitere 32 Fälle berichtet worden. Eine Arbeit von DE LORIMIER verzeichnet 212 Fälle, die in 24 Jahren in Kalifornien zur Beobachtung kamen. In der Arbeit werden weitere 513 Fälle aus 6 größeren Publikationen erwähnt. Beiläufig berichten BERRY und Mitarbeiter über 144 Neuroblastome. Damit liegen im Schrifttum Berichte über fast 2000 Beobachtungen vor (Abb. 5).

Bei BACHMANN war die Tumorlokalisation in 67% die Nebenniere, in 13% Hals- und Brustsympathikus, in 20% Bauch- und Beckensympathikus. 85% betrafen Kinder bis zu 25 Monaten. 728 Kinder verstarben, davon 98,6% innerhalb von 2 Jahren. Bei 258 Fällen kam es zur klinischen Heilung, davon in 66,5% bei Säuglingen und in 18,5% bei Zweijährigen. Interessant ist, daß etwa 50% der geheilten Kinder bei der Erstuntersuchung Metastasen aufwiesen, woraus zu schließen ist, daß Metastasen nicht unbedingt zur Resignation zwingen. Auch WILLIG betont, daß die Prognose bei Kindern bis zu 2 Jahren am günstigsten ist. Bei abdominaler Tumorlokalisation besteht aber eine doppelt hohe Letalität als bei extraabdominalen Tumoren. Die BACHMANNschen Daten werden durch neuere Publikationen in den wesentlichen Punkten bestätigt.

Histologisch werden das zellig besonders unreife Sympathogoniom und der ausgereiftere Typ als Sympathoblastom unterschieden. Es handelt sich um sehr kleinzellige, rundkernige, zellreiche Wucherungen, wobei es bei den biologisch weniger malignen Formen zur Differenzierung einzelner Ganglienzellen und zur Ausbildung von Büscheln feinster Nervenfasern kommen kann (Abb. 7). Die günstigste Therapie bietet die Operation und Bestrahlung.

Eine interessante Untersuchung BACHMANNS gilt der *Analyse der Tumoranlage* beim Neuroblastom. Sein Bericht über *pränatal* entstandene Neuroblastome bringt 141 Fälle aus der Literatur mit Nachweis der Tumoren bei Feten, Frühgeborenen und Neugeborenen bis zum 14. Lebenstag. Weitere 126 Fälle mit *wahrscheinlich pränataler* Entstehung zeigten ein ähnliches Verhalten wie die obengenannten. 50% der Tumoren saßen im Nebennierenmark, 50% extraadrenal. $^2/_3$ zeigten Lebermetastasen, 10% nur Hautmetastasen und 2% nur Skelettmetastasen. Im 2. Lebensjahr traten schon bevorzugt Skeletmetastasen auf. Die Prognose ergibt im 1. Trimenon 56% klinische Heilung, dazu 14% wahrscheinlich klinische Heilung, so daß insgesamt *70% Heilchance im frühen Säuglingsalter* gegeben ist.

Die Überlebensrate nimmt im allgemeinen mit dem Alter der Tumorträger deutlich ab. Sie beträgt nach DE LORIMIER bei Säuglingen 60%, bei Zweijährigen 21%, bei 3—6jährigen 10% und bei 7—19jährigen nur noch 8%.

Die Überlebenschance ist ferner noch vom primären Tumorsitz abhängig. Aus den von DE LORIMIER erwähnten 6 Publikationen wurde bei Auswertung aller Altersklassen eine Heilung bei Retroperitonealsitz mit nur 19%, bei mediastinalem Sitz *dagegen mit 50%* ermittelt!

Auch das *Phäochromozytom* des Nebennierenmarkes ist ein für das Kindesalter charakteristischer Tumor (Abb. 6). Es wurden bislang über 100 Fälle publiziert. Die Knaben überwiegen im Verhältnis 2:1. Es kommt familiäre Häufung vor. Die Diagnose des Tumors ist möglich durch den Nachweis von Vanylmandelsäure im Urin. Bei 31% der Kinder liegt extraadrenaler Tumorsitz vor, meist jedoch adrenale Lokalisation. 33% sind doppelseitig adrenal lokalisiert. Bei 33% werden mehrere Tumoren, oft auch an der Bauchaorta, beobachtet. Die Mortalität, die früher 45% betrug, soll jetzt auf 13% nach STUCKPOOL gesunken sein.

Der häufigste *Nierentumor* im Kindesalter ist das *Adenosarkom*, der WILMS-Tumor (Abb. 8). Über 1800 Fälle sind im Schrifttum publiziert. Etwa 50% treten bis zum zweiten Lebensjahr in Erscheinung, ein großer Teil schon im Säuglingsalter, vereinzelt auch bei Totgeborenen und Neugeborenen. Der Häufigkeitsgipfel liegt im 4. Lebensjahr. Fast alle Tumoren sind bis zum 5. Lebensjahr entwickelt. Diagnostisch wichtig ist eine langdauernde Symptomenarmut, die oft bis zum Auftreten von Metastasen anhält. Infolge der Spätdiagnose ist eine Operation nur bei 60% noch möglich. Der Tod tritt meist 6 Wochen post operationem ein. Nach dem Eingriff kommt es häufig zu einer explosiven Metastasierung. Als Faustregel kann gelten, daß die Heilchancen um so größer sind, je jünger das Kind ist. Bei Säuglingen soll sie etwa doppelt so günstig sein wie bei älteren Kindern.

Die Prognose wird bei Kindern unter 2 Jahren als am besten angegeben, wenn vom Tumor die Kapsel nicht durchbrochen ist (VAETH). Bei Tumorträgern bis zu 2 Jahren soll eine $2^1/_2$jährige Überlebenschance von 30% gegeben sein, bei älteren Kindern nur eine Chance von 14% (BJELKE).

BAETH gibt eine 5-Jahres-Heilung von 53% an. Als optimale Therapie wird chirurgische Entfernung bei Vor- und Nachbestrahlung als Methode der Wahl empfohlen.

Die Angaben über Heilungschancen differieren aber beträchtlich. OTT aus der Heidelberger Klinik erwähnt eine Heilchance bei entsprechendem Vorgehen von 27%. Zusätzliche Aktinomyzinbehandlung hat nach MEYER und HARSHAW keinen Heilungseffekt. WILMS-Tumoren sollen nach MARTIN und GLÖCHER in 5—10% bilateral vorkommen. Sie erwähnen 38 Fälle aus dem Schrifttum und 3 eigene.

Die Struktur dieses Tumors ist interessant. Es werden frühembryonale Gewebskomplexe produziert, so undifferenziertes embryonales Bindegewebe, primitive Harnkanälchen, glatte und quergestreifte Muskulatur und evtl. Knorpelgewebe. Diese verschiedenen Strukturen können am ehesten aus dem Matrixgewebe der Urwirbelanlage, und zwar vom Myotom-Nephrotom-Anteil, abgeleitet werden.

Zur Gruppe der dysontogenetischen Geschwülste sind auch die seltenen *Tumoren im Bereich der Cervix-Uteri und der Vagina* im Säuglings- und Kindesalter zu rechnen. PAULUSSEN und Mitarbeiter haben aus der Literatur 31 Fälle in einem Ermittlungszeitraum von 79 Jahren vermerkt gefunden und einen eigenen Fall bei einem Säugling mitgeteilt. Die Altersbeziehung ist bemerkenswert. 36% kommen bei Säuglingen vor, 28% bei Kleinkindern zwischen $1^1/_2$ und 3 Jahren und 36% bei Schulkindern zwischen 7 und 14 Jahren.

Die Tumoren sind in der Vagina oder in der Cervix lokalisiert und bei Palpation zu tasten. Sie infiltrieren frühzeitig Blase und Rektumwand, Parametrien und regionale Lymphknoten. Es folgt hämatogene Generalisierung. Histologisch besteht starke Strukturpolymorphie. Abzugrenzen sind 2 Typen. Die häufigste Form bildet enge ramifizierte Tubuli mit ungleichmäßigem kubischem Epithel. Es treten papilläre Strukturen mit Zystenbildung auf und stark anaplastische Proliferationen. In alveolären Bereichen kommt ein Sekret mit Glykogenreaktion vor. Der Typus wird als *Gartnergangkarzinom* bezeichnet und von Matrixresten des WOLFFschen Urnierenganges abgeleitet.

Der zweite Typ stellt sich wie ein hypernephroides Carcinom mit wasserhellen Zellen dar (clearcellcarcinom, SAPHIR und LACKER). Neben trabekulär-lobulären Formationen kommen gelegentlich tubulär-papilläre Bezirke wie beim Gartnergangkarzinom vor (Mischtyp). Die Geschwulst wird als mesonephroides Carcinom aufgefaßt und von Matrixresten des Mesonephros abgeleitet.

Die klinische Symptomatik ist mager, öfter wurde intermittierende Vaginalblutung beobachtet, selten Ausfluß und Abgang von Gewebsbröckeln. Vereinzelt sind Anämie, beschleunigte Blutsenkung und Blasenbeschwerden erwähnt worden. Die Prognose ist trotz chirurgischer und radiologischer Therapie schlecht, bei Säuglingen infaust.

Die Problematik der malignen *Lebertumoren* im Kindesalter kommt in der Arbeit von ISHACK und LUNZ gut zur Darstellung. Sie haben in 40 Jahren 47 Fälle beobachtet. Unterschieden wird das *Hepatoblastom* und das *hepatozelluläre Karzinom*. Auf das Karzinom entfielen 12 Fälle, auf das Hepatoblastom 35 Fälle.

Das Hepatoblastom tritt fast ausnahmslos *bis zum zweiten Lebensjahr* in Erscheinung. Es wurde bei 21 Säuglingen beobachtet. Knaben überwiegen im Verhältnis 5:2. Nach FLORENTIN ist es auch angeboren nachgewiesen worden. Er berichtet von einer Frühgeburt, einem 7-Monate-Feten, einem Neonatus und einem am 4. Lebenstag operierten Fall.

Beobachtet wird ein epithelialer Typ (16 Fälle) und ein epithelial-mesenchymaler Mischtyp (19 Fälle). Typ 1 erscheint makroskopisch knotig mit einförmiger Schnittfläche von graugelblicher Färbung. Histologisch sind helle und dunkle Knoten abgrenzbar. Es treten helle und dunkle Leberzellen vom embryonalen Typ auf. Es werden schmale Zellstränge gebildet mit großen Kernen ohne Mitosen. Es kommen Hämatopoesefelder vor und Sinusoide mit Megakaryozyten, ferner embryonale Drüsenstrukturen und Rosettenmuster.

Der *Mischtyp 2* ist lobuliert, umschrieben, zeigt Stellen mit Blutungen und Nekrosen: Histologisch: fibröse Septen, unreife Gallengänge, *primitives Mesenchym*. Osteoidfelder, Pflasterzellherde mit Keratosen, *Epithelbalken und adenoide Strukturen* (Abb. 9).

Hepatoblastome zeigen rasches Wachstum. Klinisch wenig Symptome, vor allem keine Leibschmerzen. Die Vielgestalt der feingeweblichen Struktur der Hepatoblastome mit embryonalen Bauelementen weist eindeutig darauf hin, daß ein Durcheinander embryonaler Vorstrukturen des Lebermatrixgewebes das Tumorbild beherrscht. Es liegt etwas Differenzierungsgehemmtes, aus der Realisierung eines orthologischen Bauplanes einer Organanlage Ausgeschertes, eine dysontogenetische Komponente vor, welche Gestalt und Struktur dieser Gewächse bestimmt.

Zweiter wichtiger Tumor ist das *hepatozelluläre Karzinom*. Es tritt erst jenseits des 5. Lebensjahres auf, besonders zwischen 5 und 15 Jahren. Knaben überwiegen im Verhältnis von 11:1. Makroskopisches Bild wie bei Erwachsenen, Histologie entsprechend. Auftreten trabekulärer Strukturen mit azidophilem Protoplasma. Die Prognose ist infaust.

Beim Hepatoblastom ist sie deutlich günstiger. ISHACK erwähnt 16 Fälle mit Überlebenszeit von zwei Jahren. 6 Kinder sind 5—13 Jahre rezidivfrei und wohlauf. Als Faustregel kann gelten: Lebertumoren bei Kindern bis zum zweiten Lebensjahr sind Hepatoblastome. Tumoren ab dem 5. Lebensjahr sind Karzinome.

Von geringerer Bedeutung sind schließlich Einzelvorkommen von Cholangiomen, Cholangiohepatomen, Fibromen, Hämangiomen, Lymphangiomen und Mesenchymomen sowie Teratomen.

Auf die verschiedenen Sarkome, die vom Bindegewebe sich ableitenden malignen Tumoren im Kindesalter, soll im einzelnen nicht eingegangen werden. Kurz erwähnen möchte ich nur das *Rhabdomyosarkom*, die *Histiozytosis* und *das* BURKITT-*Lymphom*.

Das *Rhabdomyosarkom*, als *Sarcoma botryoides* oder *embryonales Sarkom* bezeichnet, kann ebenfalls als *klassischer Tumor des Kindesalters* gelten. Es bevorzugt 3 Lokalisationen: die Orbitalgegend, die Gallenblasengegend und die Harnblase.

Im Bereich der Orbita ist es der häufigste maligne Primärtumor bei Kindern.

Nach dem Orbitaltumor folgt die Harnblasengeschwulst und an letzter Stelle der Gallenblasentumor. Bislang sind 175 Orbitalfälle beschrieben worden gegenüber 61 Fällen in der Harnblase und nur 12 Fällen im Bereich der Gallenwege. Wo der Tumor in Hohlräume wächst, erscheint er als traubiges, molenartiges, glasig-weiches, blaß-graues Gebilde. Histologisch liegt eine myxoide und rhabdomyosarkomatöse Strukturierung vor. Es sind unterschiedliche Differenzierungstypen beschrieben worden, die sich aber biologisch gleich verhalten. Bei allen Lokalisationen zeigt sich ein deutliches Überwiegen der Knaben. Besonders beim Harnblasenbefall machen Knaben $^2/_3$ der Fälle aus. Bei Fällen der Gallenwege liegt das Verhältnis 6:1 zugunsten der Knaben. *Harnblasentumoren* treten zu 60% bis zum 2. Lebensjahr auf. Das Maximum des Vorkommens bei Orbitaltumoren liegt zwischen dem 7. und 8. Lebensjahr. Der Tumor ist im Prinzip *hoch maligne* und neigt zu örtlicher Infiltration. Er macht Metastasen in Lunge, Niere, Nebenniere, Peritoneum, Lymphknoten, Gehirn und Skelett. Die Prognose ist schlecht, 90% enden letal. Blasentumorträger sind meist $1^1/_2$ Jahre nach der Diagnose nicht mehr am Leben. JONES gibt nach Exenteration bei günstigen Fällen 50% Heilung an, bei Rezidiv oder Zurücklassung von Tumorgewebe kommt es rasch zur Progression und zum Tod. Einige Patienten überlebten die 3-Jahresgrenze. Für die Blasentumoren gilt, daß die *Prognose mit zunehmendem Alter günstiger* wird. Besonders bei Auftreten nach dem 5. Lebensjahr ist eine bessere Chance gegeben. Röntgen- und Chemotherapie sind erfolglos.

Was den BURKITT-*Tumor* anlangt, so handelt es sich um ein *malignes Lymphom*, das vornehmlich in Zentralafrika, Australien, Nord-, Mittel- und Südamerika vorkommt und international aktuelle Bedeutung erlangt hat. Nach Ermittlungen einer Kommission der WHO wird der Prozeß als „*malignes Lymphom vom* BURKITT-*Typ*“ bezeichnet.

Das Lymphosarkom der Kinder in den USA soll mit dem BURKITT-Lymphom identisch sein. DORFMANN hat elektronenmikroskopisch nachzuweisen versucht, daß die Tumorzelle dem Lymphoblasten, der Lymphocytenstammzelle, entspricht. In den USA ist terminale Leukämieentwicklung beim Lymphosarkom vom BURKITT-Typ in 14,5–37% der Fälle beobachtet worden.

Symptomatologie des Burkitt-Lymphoms:

Vorkommen bei Kindern. Optimum 3. Lebensjahr. Tumorbildung in Unter- und Oberkiefer (Afrika Ost 50%, West 20%), Speichel- und Schilddrüse, Bauch- und Beckeneingeweide, Retroperitonealgewebe, Ovarien bilateral, Mammae, Meningen, Gehirn, Hirnnerven. Periph. Lymphknoten unbeteiligt, Leukämie sehr selten.

Histologie des Burkitt-Lymphoms:

Wucherung undifferenzierter lymphoretikulärer Stammzellen, monotones Erscheinungsbild, reichlich Mitosen, Sternhimmelbild durch Makrophagen, Protoplasmavakuolen mit Lipid, Protoplasma basophil, homogen, pyroninophil, PAS-negativ.

Alkalische Phosphatase und Esterase negativ. Elektronenmikroskopisch reich an Polyribosomen. Biologisch Produktion von Inferon.

Prognose: infaust. Tod nach 4—6 Monaten.

Therapie: hohe Strahlensensibilität, aber rasch Rezidive. Stickstofflost zeigt gleichen Effekt. Ätiologie fraglich. Neuerdings erfolgte der Nachweis von Reovirus Typ III bei 7 Burkitt-Tumoren durch Bell et al. Das Virus kommt in Moskitos vor und wird auch auf australische Säugetiere übertragen. Die Malignität soll über Autoimmunisierung ausgelöst werden. — Neuerdings wird auch ein dem Erreger der Mononucleosis infectiosa verwandtes Virus angeschuldigt.

Wie gesagt, kommen im Kindesalter als Tumorprozesse auch noch *Retikulosen* und *Histiozytosen* vor. Es handelt sich dabei um Wucherungen meist sternförmig gestalteter, zipflig verspannter, oft einem feinen Gitterfasernetz aufsitzender Zellen. Diese können sich aus dem Verband ablösen und amöboid werden. Sie können als sogenannte Gewebsfreßzellen verschiedene Substanzen, wie Eiweiß, Fett, Pigmente etc. phagozytieren, speichern und transportieren. Sie sind aber auch fähig, selbst Substanzen zur Abwehr zu produzieren. Es gibt in diesem System reaktive Proliferationen, die rückbildungsfähig sind, und maligne Wucherungen.

Im eigenen Untersuchungsgut sind maligne Retikulosen nur in geringer Zahl vertreten. Zwei Säuglinge verstarben nach 8 Wochen an einer sehr undifferenzierten retikulären Sarkomatose mit Ausbildung multipler Hautherde. Auf das spätere Alter verteilten sich 10 Fälle. Die Prognose ist infaust.

Eine *Sonderstellung* unter den Retikullsen nimmt die *Retikulohistiozytose: „Histiozytosis X“* ein. Sie kann im Säuglingsalter als perakutes Letterer-Siwe-Sarkom, zwischen dem 2. und 9. Jahr als chronisch verlaufendes Hand-Christian-Schüller-Syndrom (Abb. 10) und isoliert als eosinophiles Knochengranulom (Abb. 11) vorkommen. Es können Übergangs- und Kombinationsverläufe auftreten. Isolierte Granulome haben eine gute Prognose, heilen sogar spontan oder nach operativer Entfernung aus. Auch Fälle mit mehreren Knochenherden können nach Bodian nach Jahren noch ausheilen oder Übergänge zum Hand-Syndrom zeigen.

Bei progressivem Verlauf mit entsprechendem Syndrom ist die Prognose infaust. Heilung ist dann extrem selten. Bodian vermerkt einen einzigen Fall.

Von nicht geringer Bedeutung sind schließlich die *Teratome und Teratoblastome.* Es handelt sich bei diesen Gebilden ihrem feingeweblichen Aufbau nach um sogenannte „Wundergeschwülste“ (teras = Wunder), die aus einem sinnlosen Neben- und Durcheinander fragmentarischer Gewebs- und

Organstrukturen bestehen, welche völlig ausgereiften Charakter zeigen können, aber auch eine Mischung embryonaler, ekto-, ento- *und mesodermaler Primitivstrukturen darstellen können.*

Am häufigsten kommt das Steißteratom zur Beobachtung (55% der Teratome bei BODIAN und WOOLLEY). Intrakranielle, zervikale, mediastinale, retroperitoneale Tumoren von Hoden und Eierstock sind demgegenüber seltener. Sichtbare Teratome sind bereits beim Neonatus ausgeprägt und können Geburtshindernis sein.

Wichtig ist, daß etwa $^1/_3$ dieser Tumoren maligne entarten, so daß bei allen mit maligner Potenz zu rechnen ist. Die Metastasen können ein gleiches Gewebsgemisch wie der Haupttumor oder aber auch karzinomatös entartete Bestandteile eines Mischtumors zeigen. Okkulte Teratome machen meist erst im Laufe der *früheren* oder späteren *Kindheit* Symptome.

Die seltenen Teratome der Testes, die oft Verkalkungen zeigen, neigen in $^3/_4$ der Fälle zur papillär-karzinomatösen Entartung. Die Prognose ist nach operativer Entfernung trotzdem recht günstig (BODIAN). Übersichten bei BODIAN 95 Fälle, bei WOOLLEY 58 Fälle.

Besondere Erwähnung verdient schließlich das *Lymphangioma colli congenitum*. Es wird selten beobachtet. Publiziert sind über 400 Fälle. Infolge der beträchtlichen Größe kann es zum bedeutenden Geburtshindernis werden. Eine radikale operative Entfernung ist deshalb praktisch unmöglich, weil der Prozeß in unscharfer Begrenzung Weichteile, Muskeln, Drüsen und auch Nervenstränge am Tumorstandort durchsetzt.

Was das Auftreten von *Karzinomen* bei Kindern anlangt, so liegen nur äußerst spärliche Berichte vor. Eine Zusammenstellung über Krebse im Verdauungstrakt brachten PICKETT und BRIGGS. Sie sammelten aus einem Zeitraum von 100 Jahren nur 125 Fälle. Die Tumoren waren fast nur im Colon lokalisiert und waren zu 75% Rektumkarzinome. Histologischer Typ: Schleimbildendes Adenokarzinom in 50%. Die Prognose war immer infaust. Im Säuglingsalter wurde 1 Karzinom vermerkt. *Adenomatöse Polypen* kommen etwas öfter vor und erwiesen sich bei multipler Anlage als prämaligne. Auch Hypertrophien bei chronischer ulceröser Colitis neigen nach längerem Bestehen zu maligner Entartung.

In dem Zusammenhang ist das Vorkommen von sogenannten *juvenilen Polypen* im Colon bei Säuglingen und Kleinkindern interessant. Es handelt sich um meist multiple, bis 3 cm große, glatte, von Schleimzysten durchsetzte Gebilde mit stärkerer Blutungsbereitschaft und mit Tendenz zu Mikroabszessen. Es besteht familiäre Bindung. Dem histologischen Aufbau nach liegt sehr reichlich Stroma vor mit wenigen zystisch erweiterten, ungeordnet eingelagerten Drüsen. Die Polypen werden als *Hamartome* des

Bindegewebes der *Darmmucosa* aufgefaßt. Sie sind bedeutsam durch Eiweißverlust und Blutungen und gelegentlichem Analprolaps mit Polypen. Sie zeigen entgegen dem adenomatösen Polypen *keine Entartungstendenz.*

Nicht uninteressant ist, daß das *Schilddrüsenkarzinom* im Kindesalter eine nicht ganz unbedeutende Rolle spielt. WINSHIP und ROSVOLL haben alle im Weltschrifttum publizierten Fälle gesammelt und 562 Beobachtungen zusammengetragen. Davon 80% aus den USA. NISHIJAMA u. al. berichten über 46 Fälle eigener Beobachtung.

Vorkommen zwischen 3 und 18 Jahren. Durchschnittsalter: 10 Jahre. Klinisch tritt Schwellung der Schilddrüse oder der seitlichen Halsgegend auf. Bei Erstuntersuchung liegen schon in 77% Metastasen vor. 80% der Patienten bei WINSHIP und 47% der Patienten bei NISHIJAMA hatten im frühen Kindesalter Röntgenbestrahlung erhalten wegen Thymushyperplasien, Tonsillenhypertrophie, adenoiden Naevi und Angiomen. Latenzperiode 8,8 Jahre. Histologie: zumeist papillärer Tumortyp, bei NISHIJAMA besonders gemischt papillär-follikulär. Für die Prognose ist der histologische Typ unbedeutend, eher das vorliegende Krankheitsstadium. 18% der Fälle von WINSHIP kamen meist im ersten postoperativen Jahr ad exitum. 24 Fälle jedoch starben erst nach 10jähriger Krankheit. Bei NISHIJAMA brachte die Therapie mit radioaktivem Jod beste Erfolge. Von 36 Patienten verstarben nur zwei 3jährige Kinder. 24 Patienten lebten nach der Therapie 5—25 Jahre. Auch Rezidive nach der Operation werden mit Erfolg behandelt.

Auf weitere Beispiele seltener Tumoren im Kindesalter möchte ich verzichten. Es ist ersichtlich, daß es eine Reihe für das Kindesalter spezifische Tumoren gibt, die biologische Eigenheiten und besondere Gesetzmäßigkeiten der Entwicklung aufweisen. Die Besonderheiten liegen darin, daß sie strukturell auf pluripotente Matrixherde zurückgehen, daß Karzinogene als Reaktionsfaktoren keine Rolle spielen, daß sie angeboren vorkommen oder sich im Säuglingsalter bzw. früher Kindheit entwickeln, daß ihre Prognose Abhängigkeit zeigt vom Lebensalter und z. T. auch vom Standort des Primärtumors im Organismus. Ferner ist bemerkenswert, daß bei allen dysontogenetischen Tumoren Heilungschancen und Überlebenszeit durch geeignete Therapie bei jungen Kindern überraschend günstig und besonders groß bei Säuglingen sind, und daß sogar hohe Heilungsraten vorkommen trotz bereits vorhandener Metastasen. Andererseits scheint es, daß es stationär bleibende Gewächse auf dysontogenetischer Basis mit Ausnahme der gutartigen Teratome nicht gibt.

Es scheint daher regelhaft zu sein, daß ein maligner Wachstumsexzeß ausgelöst wird, wenn ein Realisationsfaktor auf ein latentes Keimfeld trifft.

Überblickt man die Tumorsituation im Kindesalter, so unterscheiden sich die Geschwülste zweifellos von denen der Erwachsenen, wenn auch nicht ausschließlich, da es einige Geschwülste gibt, die auch bei Kindern rein zellulär gebaut sind und bei diesen die Möglichkeit nicht von der Hand zu weisen ist, daß solche Tumoren auf kausalgenetische Prinzipien wie bei Erwachsenen zurückgehen. Dies trifft für die Leukämien, Sarkome und malignen Lymphome zu, für die verschiedentlich der Beweis einer Virusinfektion erbracht werden konnte. Die dysontogenetischen Hauptgruppen sind aber *gewebspolymorph* gebaut, zumeist aus mehreren Geweben zusammengesetzt und ihre Strukturen und Zelltypen entsprechen nicht dem Lebens- und Entwicklungsalter des Trägers, sondern lassen Reminiszenzen des Embryonalstatus erkennen. Einige sind zur Geburt vorhanden, andere wachsen im Säuglingsalter oder erst im Kleinkindesalter zum eigentlichen Tumor aus. Es hat den Anschein, als ob bestimmte frühembryonale Matrixbereiche — etwa Urwirbelanteile, sekundäre Gallengangs- und Leberentodermplatte, primitive Neuralplatte oder ein Morulaanteil — von der Differenzierungsinduktion während der genetischen Terminationsperiode solcher Bereiche ausgeschlossen wurden und als partialpotente Schlummerbezirke, von Wachstums- und Differenzierungspotenzen unberührt, bei der weiteren Entwicklung des Individuums mitgeschleppt würden.

Möglicherweise handelt es sich bei solchen Matrixdepots um echte Überschußbereiche der orthologischen Differenzierungsfelder, für welche die Induktion — Enzymeffekt? — nicht ausgereicht hat, um auch den Matrixüberschuß zu differenzieren.

Es fragt sich also, durch welche Impulse derartige latente Embryonalteile zum Wachstum schlechthin und zum Wachstumsexzeß im besonderen angeregt werden. Die Auslösung solcher histopolymorpher Tumoren durch Karzinogene oder Viren ist unwahrscheinlich, wenngleich z. B. das Polyoma-Virus Karzinome wie Sarkome erzeugen kann, aber doch nicht beides im gleichen Tier. Der Realisationsfaktor für dysontogenetische Tumorentwicklung scheint daher anderer Natur zu sein. Offensichtlich kommt es zu einer Wachstumsenthemmung ohne Differenzierungskomponente, so daß das vorgegebene Gewebsmuster nur in sinnloser Weise multipliziert und ungehemmt reproduziert wird.

Vielleicht verliert der Organismus im Laufe seiner Ausreifung die Fähigkeit, derartige persistierende Matrixherde als körpereigen zu erkennen. Es könnte deshalb für diese Bereiche ein unkontrolliertes exzessives Wachstum möglich werden.

In der Fragestellung nach dem Realisationsfaktor bei dysontogenetischer Tumoranlage könnte die Tumortheorie von PAUL WEISS richtunggebend sein.

SITZUNGSBERICHTE DER SÄCHSISCHEN AKADEMIE DER WISSENSCHAFTEN ZU LEIPZIG

BAND 109

MATHEMATISCH-NATURWISSENSCHAFTLICHE KLASSE

AKADEMIE-VERLAG · BERLIN
1970–1972

Lizenznummer: 202 · 100/613/72
Satz und Druck: IV/2/14 VEB Druckerei »Gottfried Wilhelm Leibniz«,
445 Gräfenhainichen · DDR · 125/5
Printed in German Democratic Republic

INHALT

Heft 1 *Rammler Erich*: Über die Theorien der Braunkohlenbrikettentstehung unter besonderer Würdigung der Verdienste des Akademie-Mitgliedes Karl Kegel. 1970. 38 S., 13 Abb., davon 2 auf 2 Taf.

Heft 2 *Tutschke Wolfgang*: Stammfunktionen komplexwertiger Funktionen. 1970. 20 S.

Heft 3 *Eisenreich, Günther*: Zur Syzygientheorie und Theorie des inversen Systems perfekter Ideale und Vektormoduln in Polynomringen und Stellenringen. 1970. 88 S.

Heft 4 *Emmrich, Rolf*: Hochdruck und Hyperlipidämie (Hypercholesterinämie) als Risikofaktoren für die Entstehung der Arteriosklerose. 1971. 23 S., 10 Abb., 4 Tab.

Heft 5 *Drischel, Hans*: Biologische Rhythmen. 1972. 57 S., 31 Abb., 1 Tab.

Heft 6 *Schwabe, Kurt*: Konzentrierte Elektrolytlösungen – Thermodynamische und kinetische Eigenschaften. 1972. 49 S., 27 Abb., 1 Tab.

Heft 7 *Tutschke, Wolfgang*: Konstruktion von globalen Lösungen mit vorgeschriebenen Singularitäten bei partiellen komplexen Differentialgleichungssystemen. 1972. 24 S.

Nach ihm ist die Körperzelle eines Menschen durch 3 antigene Gruppen charakterisiert, die an der Oberfläche jeder Zelle haften. Er nennt diese Templates. Template 1 soll artbestimmend, Template 2 soll personbestimmend und Template 3 soll organzellbestimmend, d. h. gewebsspezifisch sein.

Diese 3 Komplexe kennzeichnen die Zelle eines Organismus als körpereigen. Die Testung übernehmen humorale Antitemplates, die jeweils zu Templates wie ein Stecker zur Steckdose passen.

Ein geordnetes Wachstum wird nun nach WEISS durch 6 Wirkungskräfte bestimmt.

a) Vermehrung der Zellmasse
b) Differenzierung der Zellmasse: Ausbildung von „Templates" (Bildung der Zellspezifika)
c) Produktion von „Antitemplates"
d) Wirkung von Templates + Antitemplates (Zellbestand steuernd)
e) Abbau der lebenden Masse

Ungehemmtes Wachstum kann durch Störung von b—d ausgelöst werden.

Wird z. B. ein Templatekomplex verändert, so wird eine Zelle körperfremd. Fehlt ein Antigen, so fehlt ein immunologischer Angriffspunkt. An Tumorzellen sollen organspezifische Templates fehlen. Antitemplates müssen daher wirkungslos sein, da der Angriffspunkt fehlt. Durch diesen Mangel eines immunologischen Lokus wird die Wachstumssteuerung von Tumorzellen nicht mehr regulierbar und autonom.

Es könnte nun sein, daß in den Keimgewebsresten mit arrestierter Differenzierung auch die im Fortgang der Individualentwicklung auftretende Ausbildung von Templates und Antitemplates storniert ist oder Defektbildung aufweist. So könnte der Anlagekomplex in all seinen Zellkomponenten ein unkontrolliertes Wachstum entwickeln. Im Kindesalter mag dabei eine Rolle spielen, daß der immunologische Apparat erst nach der Geburt allmählich aktiviert und successive perfektioniert wird.

Daß im Prozeß der Immunkörperbildung allerlei passieren kann, zeigen uns nicht nur die Impferfolge sondern auch die angeborene und erworbene Agammaglobulinämie und nicht zuletzt die Autoaggressionskrankheiten.

Es ist deshalb von der immunologischen Forschung zu erwarten, daß sie auch auf dem Gebiet der Tumorgenese wertvolle Fakten bezüglich der Geschwulstentwicklung bringen wird.

Die Deletionstheorie von BÜCHNER oder GRAFFI beruht zweifellos bezüglich der karzinogen mutierten Krebszelle auf sehr bedeutsamen und überzeugenden Fakten, die aber für nichtkarzinogen induzierte dysontogenetische

Matrixherde nicht diskutabel sind—, es sei denn, man nehme an, daß latente Matrixfelder ganz allgemein für zellschädigende Noxen (Strahlen, Viren, Noxen) a priori besonders empfindlich seien. Bislang jedenfalls ist uns das Wesen des Realisationsfaktors bei den dysontogenetischen Tumoren noch nicht bekannt.

Bei den engen Beziehungen der skizzierten Tumoren zur Dysontogenese ist auch an Relationen zum Mißbildungsproblem bezüglich der Ätiologie gedacht worden.

SY und EDMONSON haben außer für die Leukämie beim M. Down und für das maligne Lymphom bei Patienten mit immunologischen Defekten für die Neuroblastome keine gesetzmäßigen Beziehungen aufzeigen können. In der Folge wurde von KOBAYASHI und Mitarbeitern eine extrem hohe Häufigkeit von Mißbildungen grober und leichter Art unter Einbeziehung abnormer Dermatoglyphen festgestellt, so bei Neuroblastomen in 35%, bei Nephroblastomen in 58%, bei Hepatoblastomen in 45% und bei Gonadenteratomen in 17%. BERRY, KEELING und HILTON haben daraufhin 96 Teratome, 103 Nephroblastome, 40 Hepatoblastome und 149 Neuroblastome auf das Vorkommen gleichzeitiger Mißbildungen untersucht. Es ergab sich keine signifikante Relation zwischen Mißbildungen und Geschwülsten der genannten Gruppe. Untersuchungen von LI und FRAUMENI sowie von SHANKLIN und SOTELLO-AVILA mit ähnlicher Fragestellung konnten ebenfalls keinen Zusammenhang zwischen Tumoren und Mißbildungen ermitteln.

LITERATUR

ALCALDE, V. M., H. S. TRAISMAN, and T. BAFFES: Primary carcinoma of the liver in infancy and childhood. Amer. J. Dis. Child. **104** (1962) 245

ANDERSEN, D. H.: Tumors of infancy and childhood. Cancer **4** (1951) 890

BACHMANN, K. D.: Das Neuroblastoma sympathicum. Klinik und Prognose von 1030 Fällen. Z. Kinderheilk. **86** (1962) 710

BACHMANN, K.-D., und W. KRÖLL: Über das pränatal entstandene Neuroblastoma sympathicum. Z. Kinderheilk. **103** (1968) 61

BERARD, C. u. a.: Histopathological definition of Burkitt's tumor. Bull. World Health Organizat. **40** (1969) 601

BERRY, C. L., J. KEELING and C. HILTON: Coincidence of Congenital Malformation and Embryonic Tumours of Childhood. Arch. Dis. Childh. **45** (1970) 229

BJELKE, E.: Malignant neoplasmas of the kidney in children. Cancer **17** (1964) 318

BÖHMIG, H. J.: Das embryonale Hepatom. Zbl. allg. Path. **102** (1961) 26

BODIAN, M.†: Die Pathologie der bösartigen Geschwülste im Kindesalter. Päd. Fortbildungskurse **13**, 1 (Karger, Basel/New York 1964)

BORMEL, P., and H. B. MAYS: Testicular tumors in infancy and childhood: Report of two cases. J. Urol. (Baltimore) **86** (1961) 119

BREINING, H.: Ein angeborenes Karzinom der Schilddrüse. Zbl. allg. Path. **105** (1964) 505

BURKITT, D., and G. T. O'CONOR: Malignant lymphoma in African children. Cancer **14** (1961) 258

CLATWORTHY, H. W., E. T. BOLES and W. A. NEWTON: Primary tumours of the liver in infants and children. Arch. Dis. Childh. **35** (1960) 22

CROCKER, D. W., and A. P. STOUT: Synovial sarcoma in children. Cancer **12** (1959) 1123

DALLDORF, G.: Lymphomatosen bei afrikanischen Kindern. Arch. Kinderheilk. **170** (1964) 51

DARGEON, H. W.: Neuroblastoma. J. Pediat. **61** (1962) 456

DIRIART, H., J. POUJOL et P. ISIDOR: Angio-mésenchymome (hamartome) hépatique du nouveau-né et erythroleucémie. Arch. franc. Pédiatr. **XX** (1963) 484

DORFMAN, R. F.: The fine structure of a malignant lymphoma in a child from St. Louis, Missouri. J. nat. Cancer Inst. **38** (1967) 491

DORFMAN, R. F.: Childhood lymphosarcoma in St. Louis, Missouri. Cancer **18** (1965) 418

EDERER, F., R. W. MILLER and J. SCOTTO: US childhood cancer mortality patterns, 1950—1959. Jama **192** (1965) 593

EPSTEIN, M. A., Y. M. BARR and B. G. ACHONG: A second viruscarrying tissue culture strain (EB 2) of lymphoblasts from Burkitt's lymphoma. Pathologie-Biologie **12** (1964) 23

FAVARA, B. E., W. JOHNSON and J. ITO: Renal tumors in the neonatal period. Cancer **22** (1968) 845

FESSARD, C.: Cerebral tumors in infancy. 66 clinicoanatomical case studies. Amer. J. Dis. Child. **115** (1968) 302

FRAUMENI, J. F., C. F. GEISER and M. D. MANNING: Wilms'tumor and congenital hemihypertrophy: Report of five new cases and review of literature. Ped. **40** (1967) 886

FRAUMENI, J. F., and R. W. MILLER: Cancer deaths in the newborn. Amer. J. Dis. Child. **117** (1969) 186

GULLOTTA, F.: Vergleichende Untersuchungen zur Morphologie und Genese der sogenannten Medulloblastome. Acta neuropath. (Berl.) **8** (1967) 76

HAYS, D. M., W. H. SNYDER: Botryoid sarcoma (rhabdomyosarcoma) of the bile ducts. Amer. J. Dis. Child. **110** (1965) 595

HECKER, W. CH. und D. DÖRR: Maligne Tumoren im Kindes- und Jugendalter. Klinik und Prognose. Dtsch. med. J. **15** (1964) 570

HÜNERWADEL, U.: Lebertumoren im Kindesalter. Ann. paediat. (Basel) **198** (1962) 44

ISHAK, K. G., and P. R. GLUNZ: Hepatoblastoma and hepatocarcinoma in infancy and childhood. Cancer **20** (1967) 396

JÄNISCH, W., und D. SCHREIBER: Neuroektodermale Hirngeschwülste als Todesursache bei Neugeborenen und Säuglingen. Zbl. allg. Path. **109** (1966) 170

JONES, I. S., A. B. REESE and J. KROUT: Orbital rhabdomyosarcoma. An analysis of sixty-two cases. Tr. Am. Ophth. Soc. **63** (1965) 223

KARIUS, I.: Papillom des Plexus chorioideus eines Neugeborenen. Zbl. allg. Path. **102** (1961) 497

KAUFFMAN, S. L., and A. P. STOUT: Histiocytic tumors (fibrous xanthoma and histiocytoma) in children. Cancer **14** (1961) 469

KERN, H.: Über Erfahrungen bei kindlichen embryonalen Nierentumoren. Inaugural-Dissertation (1961) (Karger, Basel)

KNORR, G.: Das zystische Lymphangiom des Halses. Virchows Arch. path. Anat. **319** (1951) 347

KOBAYASHI, N., T. FURUKAWA and T. TAKATSU: Congenital anomalies in children with malignancy. Paediatria Universitatis Tokyo, **16** (1968) 31.

LASSMAN, L. P., and V. E. ARJONA: Pontine gliomas of childhood. Lancet (1967) 913

LEGIER, J. F.: Botryoid sarcoma and rhabdomyosarcoma of the bladder: Review of the literature and report of 3 cases. J. Urol. (Baltimore) **86** (1961) 583

LI, F. P., and J. F. FRAUMENI jr. (1969): Rhabdomyosarcoma in children: epidemiologic study and identification of a familial cancer syndrome. J. nat. Cancer Inst. **43** (1969) 1365

DE LORIMIER ET AL.: Neuroblastoma in Childhood. Amer. J. Dis. Child. **118** (1964) 441

LOW, N. L., J. W. CORRELL and J. F. HAMMILL: Tumors of the cerebral hemispheres in children. Arch. Neurol. (Chic.) **13** (1965) 547

MAHNKE, P. F.: Klassifizierung und Morphologie der Knochengeschwülste im Kindesalter. Wiss. Z. Karl-Marx-Univ. Leipzig, Math.-Naturwiss. Reihe **16** (1967) 117

MAIER, J. G., and W. G. HARSHAW: Treatment and prognosis in Wilms'tumor. Cancer **20** (1967) 96

MARTIN, L. W., and R. J. KLOECKER: Bilateral nephroblastoma (Wilms'tumor). Ped. **28** (1961) 101

MORTON, M. W., S. GINSBURG, S. D. CENSO, W. H. SNYDER, V. M. QUESADA and B. H. LANDING: Teratomas in infancy and childhood. Z. Kinderchir. **4** (1967) 289

MUIR, C. S.: Cancer in Singapore children. Canger **14** (1961) 534

NEIDHARDT, M.: Das embryonale (Rhabdomyo-)Sarkom. Literaturübersicht und Bericht über acht eigene Beobachtungen. Z. Kinderheilk. **103** (1968) 169

NISHIYAMA, R. H., R. W. SCHMIDT and J. G. BATSAKIS: Carcinoma of the thyroid gland in children and adolescents. J. Amer. med. Ass. **181** (1962) 1034

NORRIS and JACKSON: Childhood Cancer Deaths in California-Born Twins. Cancer **25** I. 212–218, 1970

NOVER, A.: Orbitatumoren bei Kindern. Z. Kinderheilk. **100** (1967) 343

NYHOLM, K., G. REED and K.-E. SJØLIN: Letterer-Siwe disease. A survey and a review of the course in two subchronic cases. Acta path. et microbiol. scandinav. **70** (1967) 481

O'BRIEN, S. E.: Carcinoma of the colon in childhood and adolescence. Canad. med. Ass. J. **96** (1967) 1217

O'CONOR, G. T., and J. N. P. DAVIES: Malignant tumours in African children. With special reference to malignant lymphoma. J. Ped. **56** (1960) 526

O'CONOR, G. T., H. RAPPAPORT† and E. B. SMITH: Childhood lymphoma resembling "Burkitt tumor" in the United States. Cancer **18** (1965) 411

O'CONOR, G. T.: Malignant lymphoma in African children. Cancer **14** (1961) 270

OTT, G., P. N. EHLERS und G. BÖLL: Wilmstumoren. Med. Welt (1964) 2614

PEÑA, J.: Revista esp. de Ped. **17** (1961)

PHILLIPS, R. F., and N. L. HIGINBOTHAM: The curability of Ewing's endothelioma of bone in children. J. Pediat. **70** (1967) 391

PICKETT, L. K., and H. C. BRIGGS: Cancer of the gastrointestinal tract in childhood. Pediat. Clin. N. Amer. **14** (1967) 223

PORTERFIELD, J. F., and L. E. ZIMMERMAN: Rhabdomyosarcoma of the orbit. A clinicopathologic study of 55 cases. Virchows Arch. path. Anat. **335** (1962) 329

RABSON, A. S., T. G. O'CONOR, S. BARON, J. J. WHANG and F. Y. LEGALLAIS: Morphologic, cytogenetic and virologic studies in vitro of a malignant lymphoma from an African child. Int. J. Cancer **1** (1966) 89

RASKIND, R., and F. BEIGEL: Brain tumors in early infancy — probably congenital in origin. J. Ped. **65** (1964) 727

RATH, F.: Hirntumoren im Kindesalter. Eine klinische Analyse von 75 Fällen. Z. Kinderheilk. **94** (1965) 148

RENFER, H. R.: Beitrag zur Klinik und Therapie der Nierentumoren im Kindesalter (Mischtumoren). Strahlentherapie **90** (1965) 219

ROSCHLAU, G., und G. P. WILDNER: Zum Problem der bösartigen Geschwulsterkrankungen im Kindesalter. Dtsch. Ges.wesen **17** (1962) 1130

SALAQUARDA, F.: Ein kongenitales Phäochromozytom. Zbl. allg. Path. path. Anat. **105** (1964) 511

SANDBANK, U.: Congenital astrocytoma. J. Path. Bact. **84** (1962) 226

SHANKLIN, D. R., and C. SOTELO-AVILA: In situ tumors in fetuses, newborns and young infants. Biologia Neonatorum **14** (1969) 286

TEN SELDAM, R. E. I., R. COOKE and L. ATKINSON: Childhood lymphoma in the territories of Papua and New Guinea. Cancer **19** (1966) 437

SOMMERKAMP, B., und R. JUNGBLUT: Wilms-Tumor, klinischer Bericht über 29 Fälle. Kipra **34** (1966) 457

STACKPOLE, R. H., M. M. MELICOW and A. C. USON: Pheochromocytoma in children. Report of 9 cases and review of the first 100 published cases with follow-up studies. J. Pediat. **63** (1963) 315

SY, W. M., and J. H. EDMONSON: The developmental defects associated with neuroblastoma: etiologic implications. Cancer (Philadelphia) **22** (1968) 234

VAETH, J. M., and S. H. LEVITT: Five-year results in the treatment of Wilms tumor of children. J. Urol. (Baltimore) **90** (1963) 247

VEALE, A. M. O., I. MCCOLL, H. J. R. BUSSEY and B. C. MORSON: Juvenile polyposis coli. J. med. Genetics **3** (1966) 5

VICH, Z., L. PALEČEK and F. KVAPIL: Malignant tumors of infancy and childhood in our practice. I. Statistical analysis of the patients treated at the Radiological Clinic in Prague in the years 1946—1965. Neoplasma **13** (1966) 649

WILLICH, E., und O. BUSCHMANN: Das Neuroblastoma sympathicum. Ann. paediat. **203** Suppl. 2 (1964)

WINSHIP, T., and R. V. ROSVOLL: Childhood thyroid carcinoma. Cancer **14** (1961) 734

WOHLGEMUTH, B.: Maligne Mischtumoren der kindlichen Leber. Z. Kinderheilk. **84** (1960) 39

WRIGHT, D. H.: Burkitt's tumour. A post-mortem study of 50 cases. Brit. J. Surg. **51** (1964) 245

ZEITLER, E., und E. BICKEL: Sarkome im Kindesalter. Med. Klin. **57** (1962) 2010

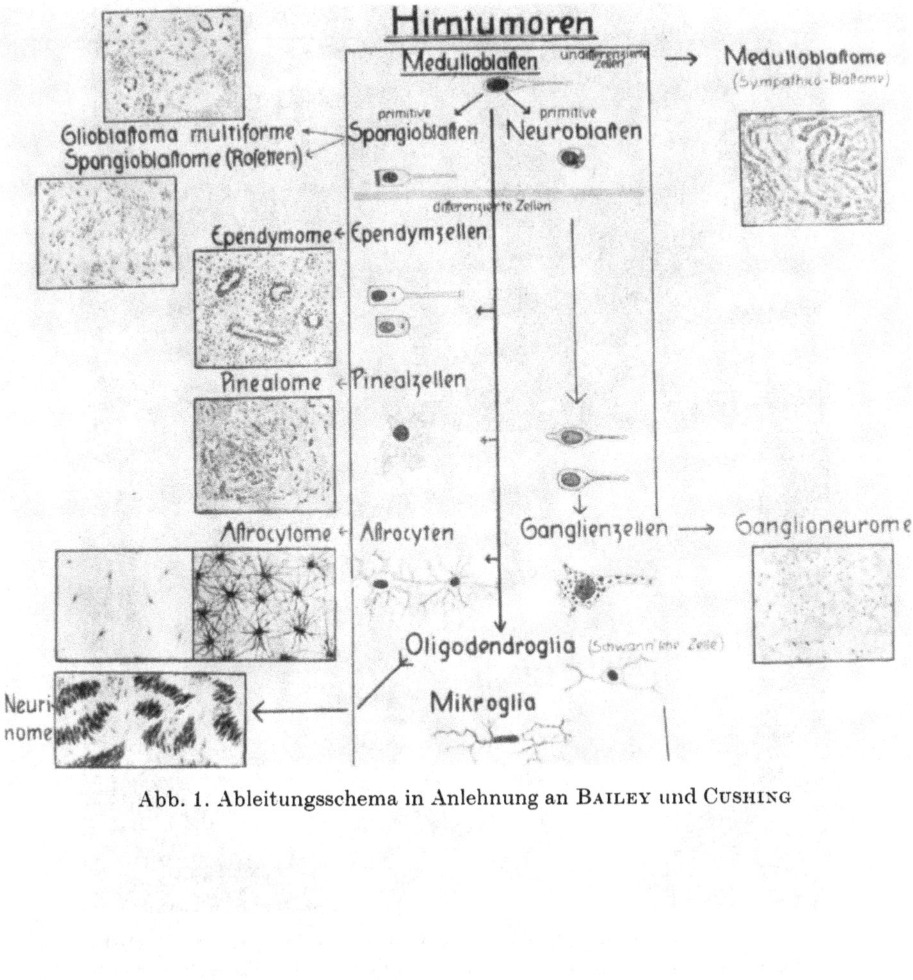

Abb. 1. Ableitungsschema in Anlehnung an Bailey und Cushing

TAFEL II

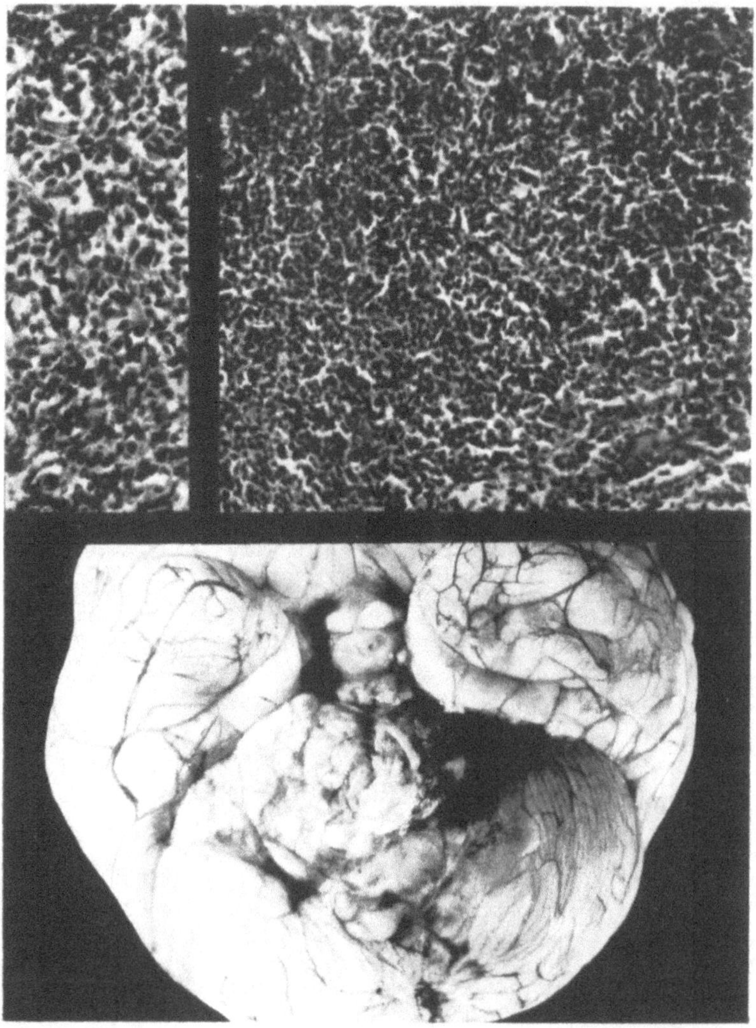

Abb. 2. Medulloblastom des Kleinhirnes, auf Umgebung übergreifend. Histologisch: Parenchym sehr monoton aus dichtgelagerten Kleinzellen. Kerne etwas unregelmäßig. Rübenformen (li. oben)

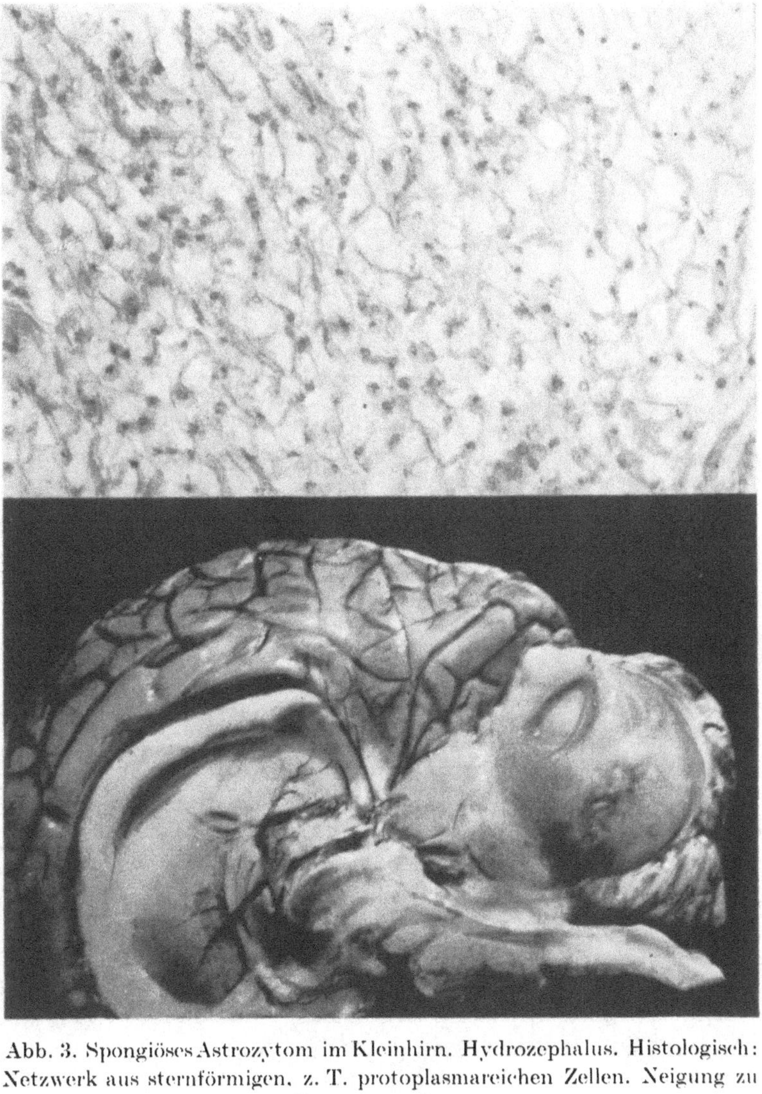

Abb. 3. Spongiöses Astrozytom im Kleinhirn. Hydrozephalus. Histologisch: Netzwerk aus sternförmigen, z. T. protoplasmareichen Zellen. Neigung zu Kolliquationsnekrosen

TAFEL IV

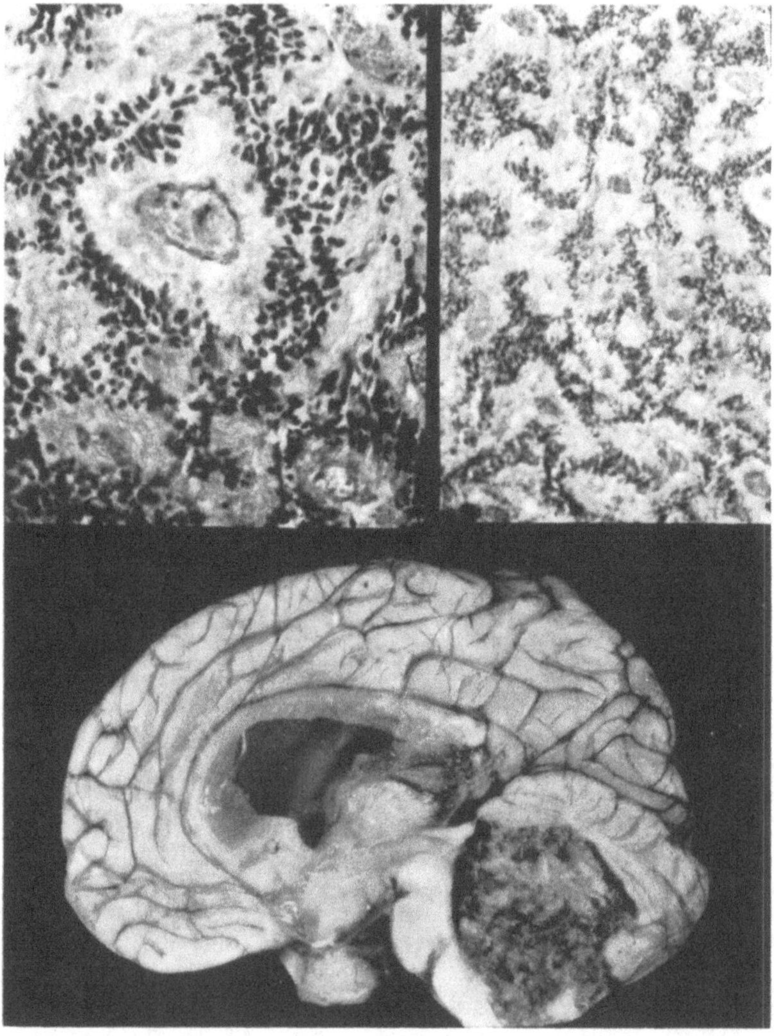

Abb. 4. Ependymom im Kleinhirn (IV. Ventrikel). Hydrozephalus. Histologisch: Typische Parenchymmusterung. Bildung echter Kernrosetten. Reichlich Gefäße in gleichmäßiger Verteilung. Kernfreie radiärstrahlige Fasermanschetten um Gefäße

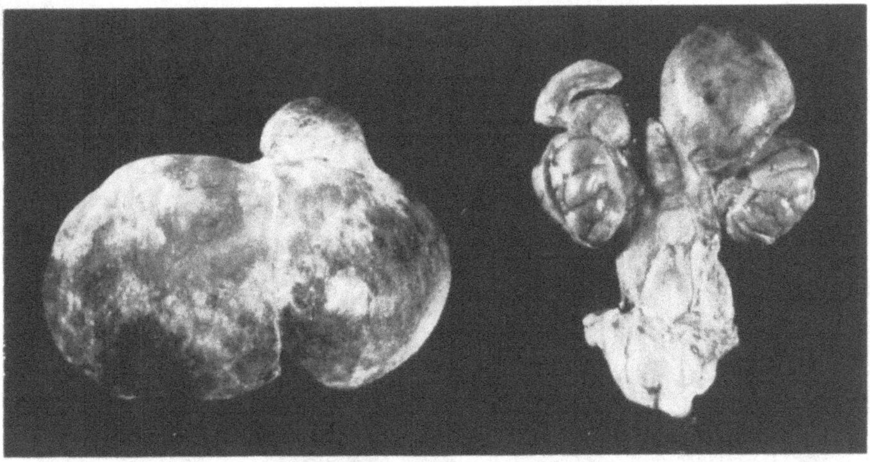

Abb. 5. Neuroblastom. Sympathikoblastom. Makroskopisch glatt begrenzt erscheinender Tumor der linken Nebenniere. Von Tumorgewebe diffus durchsetzte enorm vergrößerte Leber

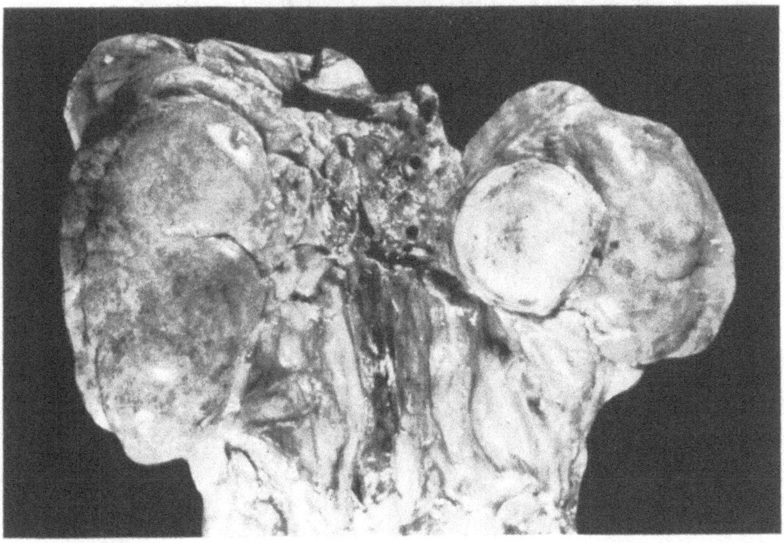

Abb. 6. Phäochromozytom der linken Nebenniere. Blaß-grauer, scharf abgegrenzter, markig weicher Tumor

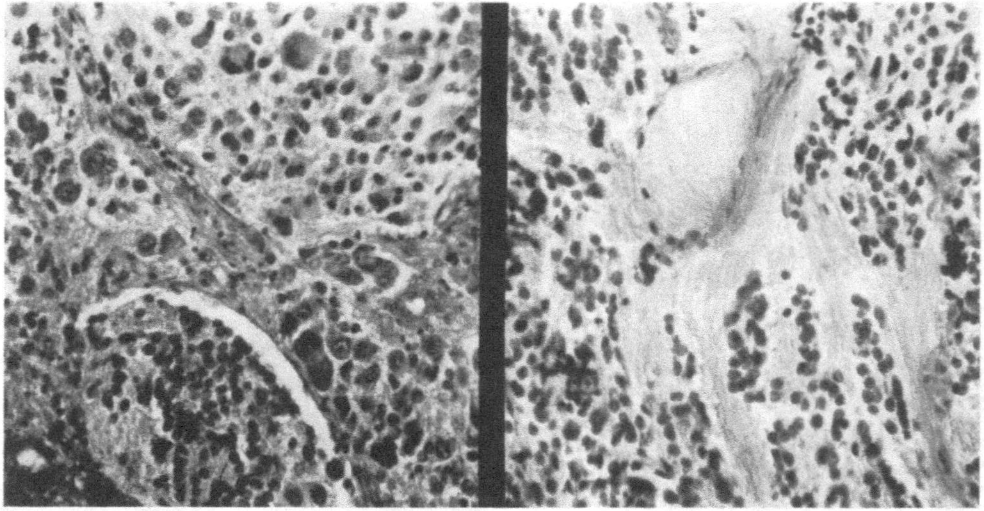

Abb. 7. Sympathoblastom. Parenchym kleinzellig, rundkernig, zellreich. Links: Ausdifferenzierung einzelner Ganglienzellen. Rechts: Differenzierung von feinsten Nervenfaserbüscheln

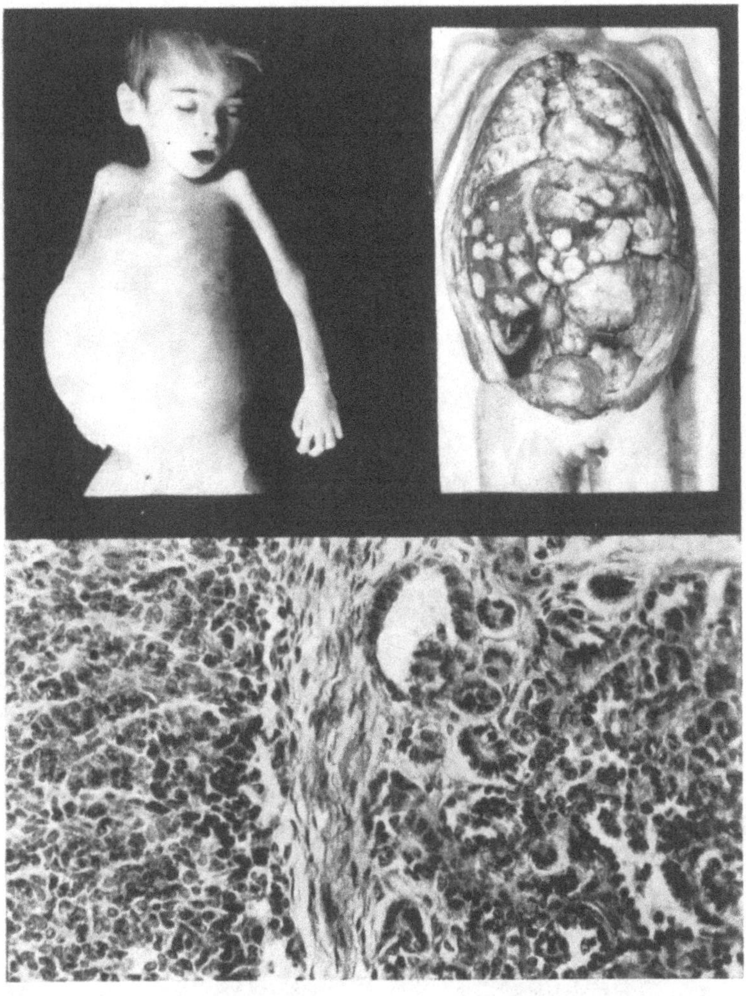

Abb. 8. Adenosarkom der Niere. Links oben: Riesenabdomen und fortgeschrittene Kachexie. Rechts oben: Situs mit generalisierter Adenosarkomatose, vom linksseitigen Nierentumor ausgehend. Unten Histologie: Adenoid-tubuläre Strukturen (re.) und links undifferenziert kleinzelliges Gewebe mit rundlichen bis plump ovoiden Kernen

TAFEL VIII

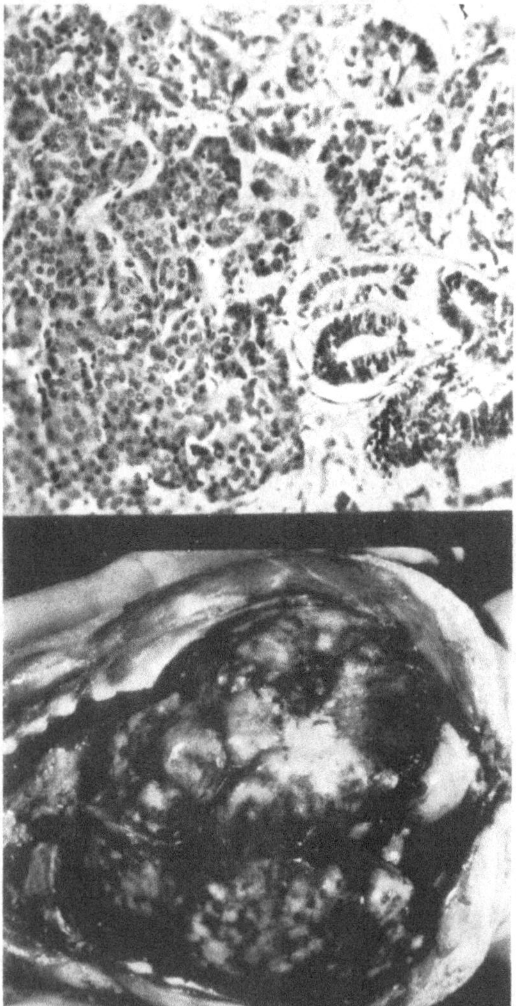

Abb. 9. Malignes Hepatoblastom. Multiple Tumorknoten in der vergrößerten Leber. Histologisch: undifferenziertes embryonales Parenchym mit Bildung feinknotiger adenoider Strukturen

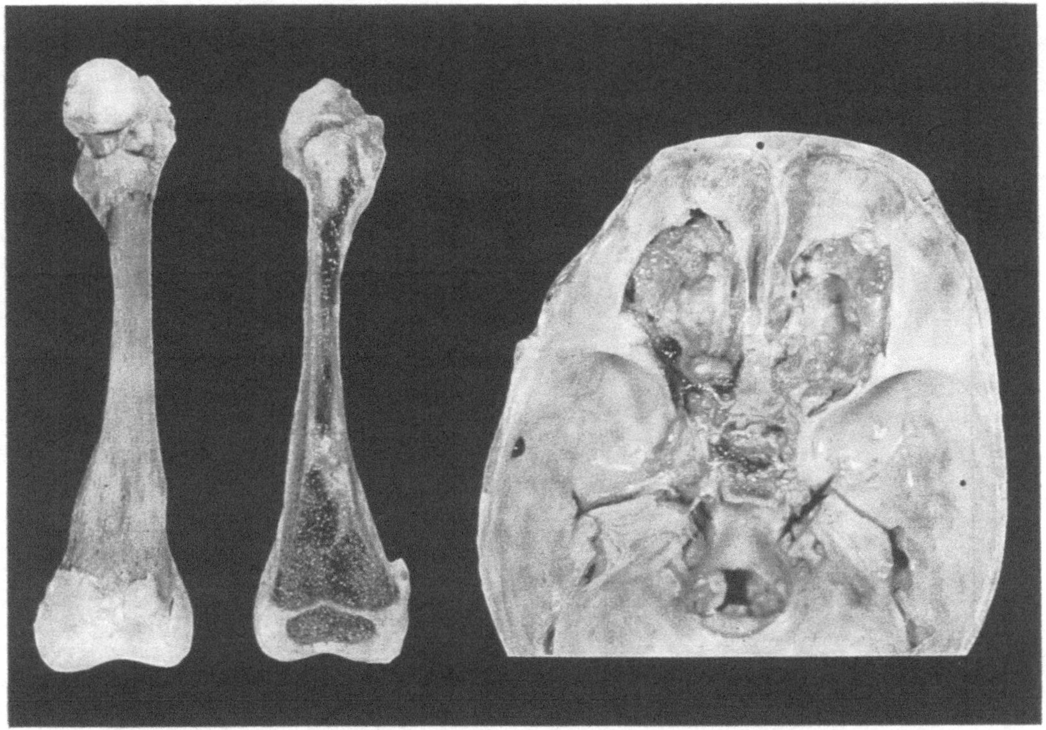

Abb. 10. Histiozytosis X. Femur mit xanthösen Histiozytomherden. Schädelbasis mit gelben Tumorherden im Periost der Augenhöhlenwandung und am Türkensattel

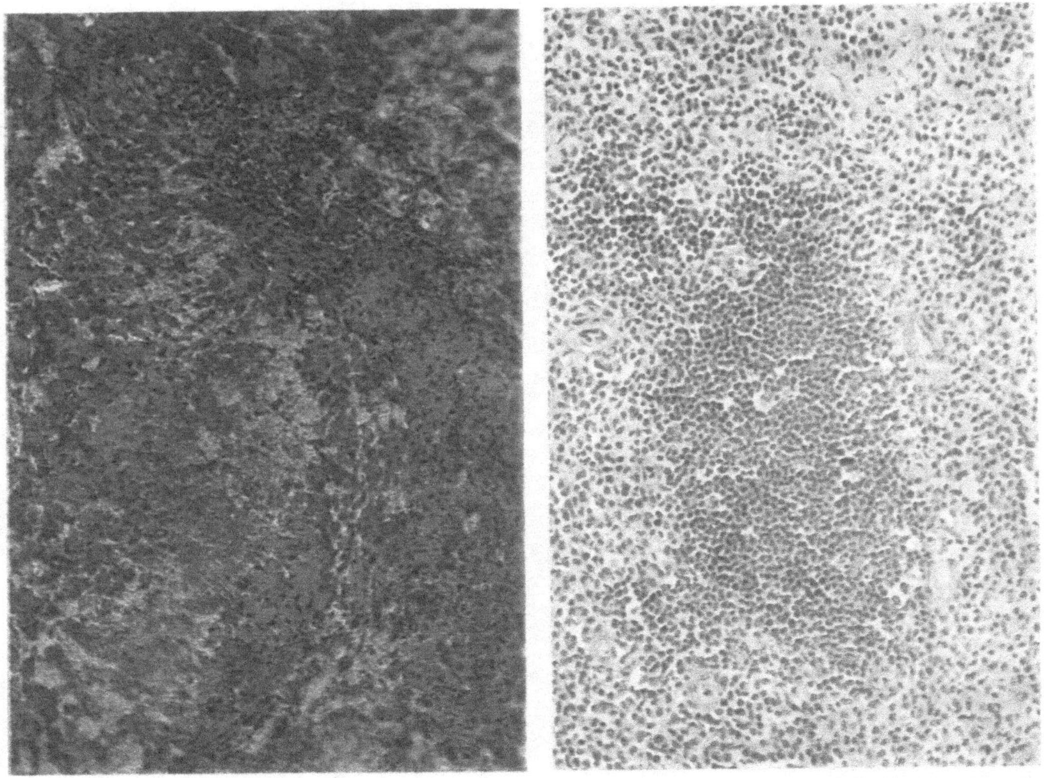

Abb. 11. Histiologie der Histiozytose. Links: Tumorherd aus lipoidspeichernden Histiozyten. Sudan III. Rechts: Knochenherd bei eosinophilem Granulom. Im Zentrum Nest aus eosinophilen Granulozyten. Peripher Parenchym aus protoplasmareichen Histiozyten

SITZUNGSBERICHTE DER SÄCHSISCHEN AKADEMIE DER WISSENSCHAFTEN ZU LEIPZIG

MATHEMATISCH-NATURWISSENSCHAFTLICHE KLASSE

Band 107

Heft 1 Prof. Dr. OTT-HEINRICH KELLER, Die Homologiegruppen der Flächen 3. Ordnung 1965. 15 Seiten — 8° — M 2,30

Heft 2 Prof. Dr. FRANZ RUNGE, Grignard und die nach ihm benannte Synthese 1966. 17 Seiten — 3 Abbildungen — 8° — M 2,30

Heft 3 Prof. Dr. KARL SCHMALFUSS, Zur Kenntnis der Bodenbildung 1966. 13 Seiten — 4 Tabellen — 8° — M 1,40

Heft 4 Dr. BODO RENSCHUCH, Verallgemeinerungen des Bezoutschen Satzes 1966. 41 Seiten — 8° — M 4,50

Heft 5 Prof. Dr. med. ROLF EMMRICH, Realität und Theorie des Alterns 1966. 20 Seiten — 9 Abbildungen — 8° — M 2,60

Heft 6 Prof. Dr. WILHELM MAIER, Nichteuklidische Volumina 1967. 20 Seiten — 16 Abbildungen — 8° — M 2,80

Heft 7 Dr. LOTHAR VON WOLFERSDORF, Zur Berechnung optimaler Strategien für Spiele über dem Einheitsquadrat mit an der Hauptdiagonalen unstetigen Auszahlungsfunktion 1968. 53 Seiten — 8° — M 5,70

Band 108

Heft 1 Prof. Dr. PAUL GÖRLICH / Dipl.-Phys. DETLEF GÜLDNER / Dr. HANS-JOACHIM POHL, „Elektronische Spektralmessung“ mit steuerbaren Photovervielfachern 1967. 12 Seiten — 9 Abbildungen — 1 Tabelle — 8° — M 2,10

Heft 2 Prof. Dr. MANFRED GERSCH, Neuroendokrinologie der Insekten 1968. 33 Seiten — 12 Abbildungen — 1 Kunstdrucktafel — 8° — M 4,—

Heft 3 Prof. Dr. HASSO ESSBACH, Die Bedeutung der Morphologie in der Heilkunde 1968. 16 Seiten — 1 Textabb. — 13 Abb. auf 8 Kunstdrucktaf., davon 11 vierfarbig — 8° — M 12,80

Heft 4 Prof. Dr. OTT-HEINRICH KELLER, Über eine Definition von S. Lefschetz in der topologischen Schnitttheorie 1969. 29 Seiten — 1 Abbildung — 8° — M 4,—

Heft 5 Prof. Dr. WOLFGANG TUTSCHKE, Das Reziprozitätstheorem für eine Klasse pseudoholomorpher Funktionen mehrerer komplexer Variabler 1969. 19 Seiten — 8° — M 3,30

Heft 6 Prof. Dr. WALTER BREDNOW, Vom Lavater zu Darvin 1969. 31 Seiten — 14 Abbildungen im Anhang — 8° — M 5,50

Heft 7 Prof. Dr. FRANZ RUNGE, Organische Disulfimide in Wissenschaft und Technik 1970. 24 Seiten — 2 Abbildungen — 8° — M 3,60

Band 109

Heft 1 Prof. Dr. Erich Rammler, Über die Theorien der Braunkohlenbrikettentstehung 1970.
38 Seiten — 13 Abbildungen, davon 2 auf 2 Kunstdrucktafeln — 8° — M 4,—

Heft 2 Prof. Dr. Wolfgang Tutschke, Stammfunktionen komplexwertiger Funktionen 1970. 20 Seiten — 8° — M 3,70

Heft 3 Dr. habil. Günther Eisenreich, Zur Syzygientheorie und Theorie des inversen Systems perfekter Ideale und Vektormoduln in Polynomringen und Stellenringen 1970. 88 Seiten — 8° — M 11,—

Heft 4 Prof. Dr. med. Rolf Emmrich, Hochdruck und Hyperlipidämie (Hypercholesterinämie) als Risikofaktoren für die Entstehung der Arteriosklerosen 1971. 23 Seiten — 10 Abbildungen — 4 Tabellen — 8° — M 3,90

Heft 5 Prof. Dr. Hans Drischel, Biologische Rhythmen
1972. 57 Seiten — 31 Abbildungen — 1 Tabelle — 8° — M 6,60

Heft 6 Prof. Dr.-Ing. Dr. h. c. Kurt Schwabe, Konzentrierte Elektrolytlösungen — Thermodynamische und kinetische Eigenschaften *In Vorbereitung*

Heft 7 Prof. Dr. Wolfgang Tutschke, Konstruktion von globalen Lösungen mit vorgeschriebenen Singularitäten bei partiellen komplexen Differentialgleichungssystemen 1972. 24 Seiten — 8° — M 4,50

Band 110

Heft 1 Prof. Dr. Dr. h. c. Paul Görlich, Über die Laser und ihre Anwendung
1972. 24 Seiten — 8° — M 2,30

Heft 2 Prof. Dr. Hasso Essbach, Zum Problem der Tumoren im Kindesalter
Vorliegendes Heft

Einzel- oder Fortsetzungsbestellungen durch eine Buchhandlung erbeten

Sitzungsberichte bis Band 106
durch das Zentralantiquariat der Deutschen Demokratischen Republik, Leipzig,
ab Band 107 durch den Akademie-Verlag, Berlin, zum Teil noch lieferbar

AKADEMIE-VERLAG · BERLIN

FSC
www.fsc.org
MIX
Papier | Fördert
gute Waldnutzung
FSC® C083411

Zeitfracht Medien GmbH
Ferdinand-Jühlke-Straße 7
99095 Erfurt, Deutschland
produktsicherheit@kolibri360.de